Tabla de contenido

Aviso de descargo de responsabilidad:

Tenga en cuenta que la información contenida en este documento es solo para fines educativos y de entretenimiento. Se ha realizado todo lo posible para presentar información precisa, actualizada y fiable y completa. No se declaran ni implican garantías de ningún tipo. Los lectores reconocen que el autor no está participando en la prestación de asesoramiento legal, financiero, médico o profesional. El contenido de este libro se ha derivado de varias fuentes. Por favor, consulte a un profesional con licencia antes de intentar cualquier técnica descrita en este libro.

Al leer este documento, el lector acepta que bajo ninguna circunstancia el autor es responsable de las pérdidas, directas o indirectas, en las que se incurra como resultado del uso de la información contenida en este documento, incluidos, entre otros, errores, omisiones o inexactitudes.

Introducción

Gracias por comprar *Libro De Cocina De La Dieta Sirtfood Para Principiantes: Una Guía De La Dieta Sirtfood Para Principiantes Para Quemar Grasa Activando Su "Gen Flaco" Y Garantizar Su Pérdida De Peso.*

No hay duda de que en sirtfoods eres increíble. Los nutrientes y los productos completos seguros para la tierra también son abundantes en ellos.

Además, el estudio ha vinculado los efectos beneficiosos a varios de los productos sugeridos en la dieta Sirtfood.

Para empezar, comer dosis moderadas del chocolate negro con una cantidad tan alta de contenido de cacao disminuirá el peligro de problemas cardíacos y ayudará a combatir la inflamación.

El consumo de té verde disminuirá la tasa de accidente cerebrovascular y diabetes y ayudará a reducir la presión arterial. Y la cúrcuma tiene características antiinflamatorias, generalmente teniendo efectos beneficiosos en el cuerpo y

defendiéndose contra enfermedades crónicas relacionadas con

la inflamación. En los seres humanos, la mayoría de los

alimentos Sirt han confirmado beneficios para la salud.

Sin embargo, los informes preliminares están disponibles

sobre los efectos sobre la salud del aumento de las cantidades

de una proteína sirtuina. La investigación en animales y líneas

celulares también ha proporcionado resultados interesantes.

Los observadores también han encontrado, por ejemplo, que

los altos niveles en gusanos, levaduras y ratones de ciertas

proteínas de sirtuina conducen a una vida útil más larga. Las

proteínas sirtuinas alertan al cuerpo durante la restricción

calórica o el ayuno para quemar grasa adicional para obtener

energía y aumentar la sensibilidad a la insulina. Un análisis en

ratones mostró que los niveles más altos de sirtuina

contribuyen a la pérdida de grasa.

Ambas piezas de literatura sugieren que las sirtuinas también

pueden ayudar a suprimir la inflamación, prevenir el

crecimiento tumoral y retardar el crecimiento de la

enfermedad de Alzheimer y el colesterol alto. Mientras que los

experimentos han mostrado resultados positivos en líneas

celulares humanas y de ratón, los efectos del aumento de los

niveles de sirtuina no se han estudiado en estudios en

humanos. Si los altos niveles de la proteína de la sirtuina en el

cuerpo llevan a una vida útil más larga o a una incidencia más

baja del cáncer humano es todavía incierto.

La investigación está actualmente en marcha para producir

compuestos que tienen éxito en el aumento de las cantidades

de sirtuina en el cuerpo. Con este método, la investigación en

humanos comenzará a estudiar la influencia de las sirtuinas en

el bienestar humano. Los resultados de los niveles elevados de

una sirtuina no se identificarán para entonces.

Recetas de desayuno

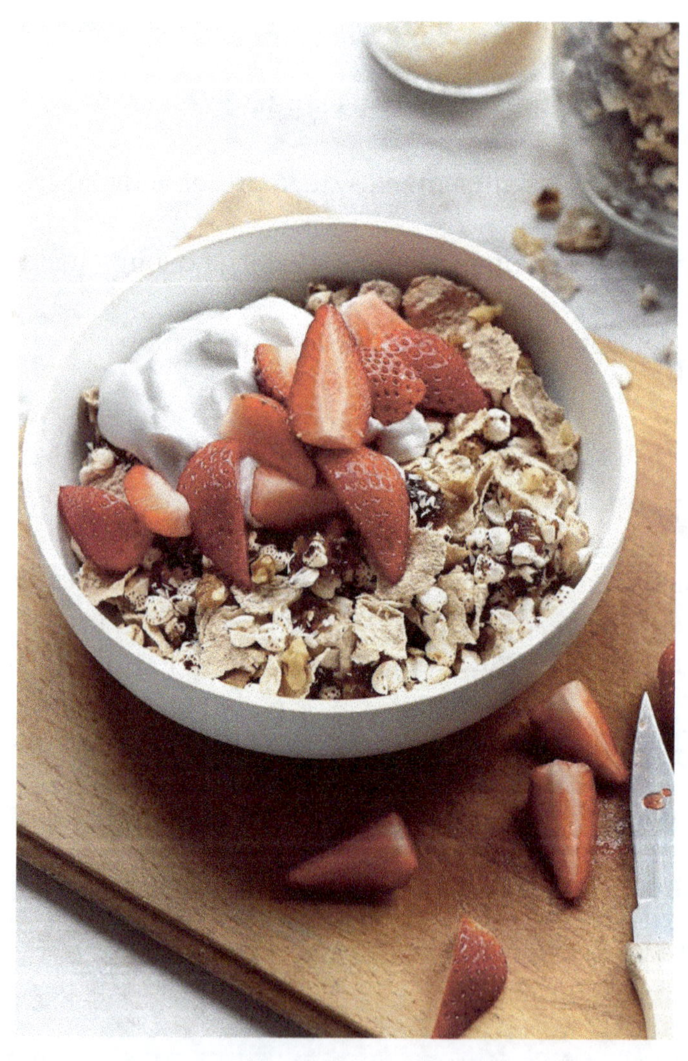

Tortilla verde

(Porción: 2 Tiempo de cocción: 20 minutos, Dificultad:

Normal)

234 calorías

ingredientes:

•1 chalote, pelado y finamente picado

•2 huevos grandes, a temperatura ambiente

•Puñado (20 g) de hojas de rúcula

•Pequeño puñado (10 g) de perejil, finamente picado

•Sal y pimienta negra recién molida

instrucciones:

1. Calentar el aceite en una sartén grande a fuego medio y freír

suavemente el chalote durante 5 minutos.

2. Cambie el calor un poco y cocine a fuego lento durante 2

minutos adicionales. Batir bien los huevos con un tenedor en

un bol o taza. Antes de insertar los huevos, esparcir el chalote

por igual en la sartén.

3. Para cualquiera de las dos manos, gire la sartén ligeramente para que el huevo se extienda uniformemente.

4. Cocine hasta que se levanten los lados de la tortilla durante aproximadamente un minuto, y el huevo derretido caiga en el fondo del plato. Espolvorear inmediatamente y sazonar uniformemente con sal y pimienta sobre el cohete y el perejil.

5. La parte superior de la tortilla sigue siendo esponjosa, pero no secreción después de freír, y la base está empezando a broncearse. Colócolo en un plato y pruébalo ahora mismo.

Sabrosos tazones de trigo sarraceno

(Porción: 2, Tiempo de cocción: 30 minutos, Dificultad:

Normal)

ingredientes:

• Grañones de trigo sarraceno, tostados – 1 taza

• Aceite de oliva virgen extra – 1 cucharada

• Agua – 2 tazas

• Sal marina - .25 cucharadita

• Cebolla, en dados – .5

• Setas de botón, cortadas en rodajas – 4

• Perejil, picado – 2 cucharadas

• Huevos – 2

• Alcaparras, escurridas – 1 cucharada

instrucciones:

1. Enjuague y transfiera el trigo sarraceno junto con el agua y la sal marina a una cacerola. A fuego medio, cocine los grañones de trigo sarraceno hasta que el agua haya sido absorbida y los grañones estén esponjosos. Retirar del sol, cubrir con una tapa, y sentarse durante 10 minutos con los grañones.

2. Mientras tanto, agregue a la sartén el aceite de oliva virgen extra y la cebolla, junto con una pequeña pizca de sal marina. Permita que la cebolla se cocine lentamente a fuego lento hasta que la cebolla caramelizada se oscurezca, removiendo regularmente. Traer el perejil y las setas y saltear durante cinco minutos hasta que las setas estén tiernas.

3. En la sartén, añadir el trigo sarraceno cocido, mezclarlo y animar los sabores a fusionar y cocinar juntos durante dos minutos adicionales.

4. Cuando su trigo sarraceno termine de freírse, prepare sus

huevos en una sartén separada de acuerdo a su elección.

Cubra los huevos cocidos y las alcaparras con el trigo

sarraceno, luego sirva inmediatamente.

Sartén de desayuno de batata y manzana

(Porción: 4, Tiempo de cocción: 30 minutos, Dificultad: Normal)

ingredientes:

• Aceite de oliva virgen extra – 1 cucharada

• Manzana, en dados – 1 Ajo, picado – 2 dientes

• Cebolla roja, en dados – 1 Batata, pelada y en dados – 1

• Pimienta negra, molida - .25 cucharadita

• Col rizada, picada – 2 tazas

• Salchicha de manzana de pollo, en rodajas – 4 enlaces

• Sal marina - .5 cucharadita

instrucciones:

1. En una sartén de hierro fundido grande, vierta el aceite de oliva y deje que se derrita a fuego medio. Conectar las batatas y la cebolla y cocer a fuego lento durante unos siete minutos, hasta que estén tiernas.

2. En la sartén, agregue la salchicha en rodajas y la manzana, desciéndole cocinar durante cinco minutos adicionales, asegurándose de remover regularmente.

3. Remover en los condimentos y la col rizada, desteyendo que se cocine durante unos minutos más, solo antes de que la col rizada se marchite. Saque la sartén de batata del fuego y servir con huevos o solo.

Canela manzana quinua

(Porción: 2, Tiempo de cocción: 25 minutos, Dificultad:

Normal)

ingredientes:

•Quinua - .5 taza

• Agua – 1.5 tazas

•Manzanas peladas y troceadas – 2

•Canela – 2 cucharaditas

•Sal marina - .25 cucharadita

•Miel – 2 cucharadas

instrucciones:

1. A una cacerola, añadir las manzanas, quinua, sal marina y agua. Antes de reducir el calor al mínimo, lleve el agua, las manzanas y la quinua a ebullición y cubra la mezcla de quinua con una tapa y permita que se cocine a fuego lento durante unos veinte minutos. Está listo cuando la quinua ha drenado el agua, y las manzanas están tiernas.

2. Remover la canela y dividir la quinua en dos platos para

comer. Llovizna sobre la parte superior de la miel antes de

amar.

Salsa Bean Dip

Sirva este zesty Salsa Bean Dip junto con galletas para la próxima fiesta.

(Raciones: 6 Tiempo de cocción: 30 minutos, Dificultad: Normal)

ingredientes:

- 1/2 taza. salsa
- 2 tazas. frijoles blancos en conserva, sin sal, escurridos y enjuagados
- 1 taza. cheddar bajo en grasa, triturado
- 2 tbsps. cebollas verdes picadas

instrucciones:

1. Mezclar las judías con las cebollas verdes y la salsa en una olla pequeña, remover, llevar a fuego lento sobre una llama moderada, cocinar durante 20 minutos, añadir queso, remover hasta que se derrita, quitar el calor, enfriar, dividir en cuencos y servir.

2. ¡Disfruta!

Achicoria hecha de tofu y chile con ensalada de nueces de rúcula

(Porción: 1 Tiempo de cocción: 30 minutos, Dificultad: Normal)

ingredientes:

•1 cucharadita de aceite de oliva virgen extra

•30 g de cebolla roja en dados

•30 g de apio en dados

•1 diente de ajo picado

•1 chile picado

•1 cucharadita de tomillo (fresco o seco)

•1 × lata de tomates de 400 g

•150 g de tofu de seda, cortado en pequeños cubos

•1 cucharada de perejil picado

•2 cabezas de achicoria, descuartizó longitudinalmente

Para la ensalada:

•Cohete de 35 g

•1 cucharadita de alcaparras

•6 mitades de nogal, picadas

•1 cucharadita de aceite de oliva virgen extra

•1 cucharadita de vinagre balsámico

instrucciones:

1. Precalentar a 200°C/gas en el horno. 6. Calentar el aceite de oliva a fuego medio en una cacerola de tamaño mediano y cocer la cebolla roja, el apio, el ajo, los chiles y el tomillo durante 2-3 minutos o hasta que estén tiernos.

2. Adjuntar los tomates, y llevarlos a ebullición. Con un poco de agua, lave la lata y vierta el líquido en el recipiente. Durante 10-15 minutos, déjelo hervir. Coloque el perejil y el tofu, y tenga cuidado de no romper el tofu.

3. Ponlo en un plato de hornear con achicoria. Girarlo a 220 °C/gas en el horno. 7º El séptimo

4. Verter sobre la achicoria con la salsa picante y cocinar durante 8-10 minutos antes de que la achicoria se marchite y se fríe. Mientras tanto, mezclar todos los ingredientes de la ensalada en un bol y servir con la achicoria.

Langostinos tailandeses fritos

(Porción: 1 Tiempo de cocción: 10 minutos, Dificultad:

Normal)

ingredientes:

•50 g de trigo sarraceno

•1 cucharadita de cúrcuma molida

•125 g de pechuga de pollo, cortada en rodajas o cortada en

trozos del tamaño de un bocado o langostinos rey crudos,

pelados y

•deveined

•40 g de apio, cortado diagonalmente en rodajas de 1 cm

•25 g de col rizada (peso con tallos retirados), cortada

•Caldo de pollo de 100 ml o caldo de verduras

•4–5 hojas de albahaca

Para los platos salteados:

•30 g de cebolla roja

•1 tallo de hierba de limón picado

•1 diente de ajo picado1 chile, picado1 cucharadita de cúrcuma molida

•1 cucharadita de comino molido

•1 cm de jengibre fresco picado, picado

•1 cucharadita de aceite de oliva virgen extra

•1 cucharada de perejil picado

•1 cucharadita de salsa de pescado, salsa de soja o tamari

instrucciones:

1. Según las instrucciones en la caja, cocine el trigo sarraceno, removiendo la cúrcuma en la sopa. Mientras tanto, en un procesador de alimentos, coloque todos los ingredientes en la pasta y parpadee antes de tener una pasta suave. Si no tiene un procesador de alimentos, simplemente córtelo todo lo más finamente y mezcle bien como pueda.

2. Sobre la fusión baja, calentar la pasta en una sartén. El apio y la col rizada, añadir el pollo o el camarón y cocinar durante 4 a 5 minutos o hasta que el pollo o el camarón estén terminados.

3. Conecte el caldo, luego cocine a fuego lento durante 1-2 minutos más. Reduzca a la mitad las hojas de la albahaca y aplíquelas a la sartén.

4. Servir con el trigo sarraceno.

Grosellas negras y yogur de avena

(Porción: 2 Tiempo de cocción: 15 minutos, Dificultad: Fácil)

ingredientes:

•100 g de grosellas negras, lavados y tallos eliminados

•2 cucharadas de azúcar en polvo + 100 ml de agua

•200 g de yogur natural

•40 g de avena jumbo

instrucciones:

1. En una sartén pequeña, añadir las grosellas negras, el azúcar y el agua y llevar a ebullición. Reducir ligeramente el fuego, hervir vigorosamente y continuar cocinando durante 5 minutos.

2. Apague la estufa y deje que se enfríe. Ahora es fácil refrigerar la componía de grosella negra antes de que se utilice. Colocamos el yogur en un bol ancho con la avena y batimos juntos.

3. Dividir entre dos boles de componada de grosella negra y

cubrir con yogur y avena. Para batir la componía a través del

yogur, use un palo de cóctel.

Mung Sprouts Salsa

Una salsa buena y salada con brotes y maíz

(Porciones: 2 Tiempo de cocción: 10 minutos, Dificultad:

Normal)

ingredientes:

•1 cebolla roja, frijoles picados de 2 c. mung, germinados

•Una pizca de chile rojo en polvo

•1 ají verde picado

•1 tomate picado

•1 cucharadita de chat masala

•1 cucharadita de zumo de limón

•1 cucharada de cilantro, pimienta negra picada al gusto

instrucciones:

1. Mezcle la cebolla con los brotes de mung, chile, repollo, ají y
    ají en un plato de ensalada. Chaat masala en polvo, jugo de
    limón, cilantro y pimienta, lanzar juntos, romper en tazas
    pequeñas.

Recetas de platos principales

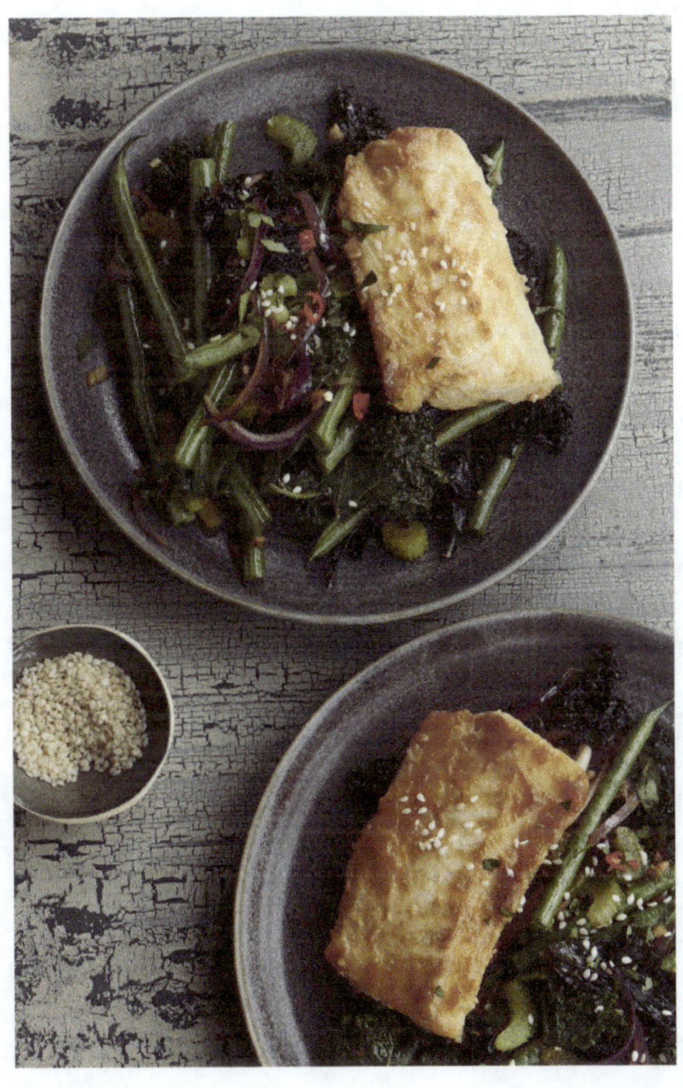

Pasta de trigo sarraceno de salmón

(Porción: 4 Tiempo de cocción: 25 minutos, Dificultad:

Normal)

ingredientes:

•Filete de salmón sin piel de 300 g

•1 cucharadita de aceite de oliva virgen extra

•Fideos de trigo sarraceno de 250 g

•100 g de col rizada picada

•1 calabacín grande, cuarto de longitud

•Cortar 1 cebolla roja en rodajas

•Cortar 4 dientes de ajo en rodajas

•1 cucharada de hierbas de provenza

•1 cucharada de aceite de oliva virgen extra

Para la salsa:

•650 ml de leche o alternativa sin lácteos

•65 g de mantequilla sin sal - 65 g de trigo sarraceno o harina

•150 g de queso cheddar, rallado

•2 cucharadas de perejil picado 2 cucharadas de alcaparras

instrucciones:

1. Calentar 200 C/gas en el horno. 6. Frotar el salmón con aceite de oliva y ponerlo en una hoja de papel de aluminio. Para obtener una caja, doblar sobre los lados y sellarlos. Hornear durante 15 minutos en el horno. Cocine la pasta en la caja de acuerdo con las instrucciones.

2. Evitar que se pegue, enjuague, luego derrame un poco de agua tibia fuera de la tetera y deséctela a un lado. Llevar la leche a ebullición en una cacerola poco profunda para hacer la salsa, teniendo cuidado de no desbordarla. Luego, en una sartén separada, calentar la mantequilla y agregar la harina. Hasta que tenga una combinación, mézclelos.

3. Cocine suavemente durante 30 segundos a 1 minuto a fuego lento. Añade la leche caliente de forma constante, continuamente removiendo, hasta que tengas una buena salsa espesa. Retirar del fuego y aplicar 100 g de queso, perejil y alcaparras. Mientras tanto, cose la col rizada o cocerla al vapor hasta que esté tierna. Cocine el calabacín, la cebolla roja, el ajo y las hierbas en aceite de oliva en una sartén a fuego medio durante 2-3 minutos, hasta que estén tiernos. Mezclar con la col rizada que se ha tostado.

4. A la temperatura máxima, calentar una barbacoa. Pelar el salmón cocido y mezclar, poner en un recipiente a prueba de horno y esparcir sobre el queso restante con la pasta, verduras cocidas y salsa.

5. Hasta que el queso se vuelva naranja, colóquelo debajo de la parrilla caliente durante 5 minutos.

Arroz Basmati Marrón Pilaf

(Porciones: 2 Tiempo de cocción: 13 minutos, Dificultad:

Normal)

ingredientes:

•1/2 cucharada de mantequilla vegana

•1/2 c. setas, picadas

•1/2 c. arroz basmati integral

•3 tbsps. Agua

•1/8 cucharadita de tomillo seco

•Pimienta molida al gusto

•1/2 cucharada de aceite de oliva

•1/4 c. cebolla verde, 1 c. picado caldo de verduras

•1/4 cucharadita de sal 1/4 c. pecanas tostadas y picadas

instrucciones:

1. Sobre presión media-baja, coloque una cacerola. Añadir el

aceite y la mantequilla.

2. Cuando se derrite, se añaden las setas y se cocinan hasta

que estén tiernas.

3. Remover en el arroz integral y la cebolla verde. Durante 3 minutos, cocine. Gira sin fin.

4. Incorporar la sopa, el azúcar, la sal y el tomillo.

5. Baje el calor y cúbralo con una tapa cuando comience a burbujear. Cocer a fuego lento hasta que se prepare con arroz. Si se ordena, agregue más agua o caldo.

6. Añadir las pecanas y el vinagre, removiendo.

7. Servir.

Carne de res a la parrilla con un jus de vino tinto, aros de cebolla, col rizada de ajo y patatas asadas a base de hierbas

(Porción: 1, Tiempo de cocción: 30 Minutos, Dificultad:

Normal)

ingredientes:

•1 / 2 taza (100g) patatas, peladas y cortadas en trozos en

dados de 3 / 4 pulgadas (2cm)

•1 cucharada de aceite de oliva virgen extra

•2 cucharadas (5g) de perejil, finamente picado

•1 / 3 taza (50g) de cebolla roja, cortada en rodajas en anillos

•2 onzas (50g) de col rizada, en rodajas

•2 dientes de ajo finamente picados

•1 x 4- a 5 onzas (120 a 150g) solomillo de ternera

(aproximadamente 1 1 / 2 pulgadas o 3.5cm de espesor) o

solomillo (3 / 4 pulgadas o 2cm de espesor)

•3 cucharadas (40ml) de vino tinto

•5 / 8 tazas (150ml) de carne de res

•1 cucharadita de puré de tomate

•1 cucharadita de harina de maíz, disuelta en

•1 cucharada de agua

instrucciones:

1. Calentar el horno a 220oC (425oF). Coloque las patatas en una cacerola de agua hirviendo, llevar a ebullición de nuevo y cocer a fuego lento durante 4 a 5 minutos, luego escurrir. Poner 1 cucharadita de aceite en la sartén y asar durante 35 a 45 minutos en el horno caliente. Cambie las patatas y asegúrese de que se cocinen uniformemente después de 10 minutos.

2. Retirar del horno hasta que se hornee, espolvorear con perejil picado y mezclar adecuadamente. A fuego medio, freír la cebolla en 1 cucharadita de aceite durante 5 a 7 minutos, hasta que esté suave y bien caramelizada. Simplemente manténgase mojado. Durante 2 a 3 minutos, cocer al vapor la col rizada, luego enjuagar. Freír suavemente el ajo en 1/2 cucharadita de aceite, hasta que esté suave pero no dorado, durante 1 minuto. Colocar la col rizada y freír durante 1 a 2 minutos adicionales, hasta que estén tiernas. Simplemente manténgase mojado.

3. A alta presión, caliente una sartén a prueba de horno antes de fumar. Cubra la carne en 1/2 cucharadita del aceite y fríla a fuego medio-alto en la sartén caliente como desee que se haga la carne (consulte nuestra guía de tiempo de cocción). Sería más fácil coserlo y luego mover la sartén a un horno establecido en 425oF (220oC) si prefiere el medio de carne y terminar la cocción de esa manera para los tiempos especificados.

4. Apartar para descansar y retirar la carne de la sartén. Para poner algunos residuos de carne, agregue el vino a la sartén caliente. Cocer a fuego lento para disminuir el vino a la mitad hasta que el vino esté almibarado y los sabores concentrados. En la sartén, añadimos el caldo y el puré de tomate y llevamos a ebullición, luego añadimos la pasta de harina de maíz para espesar la salsa, agregándola un poco a la vez hasta que obtengas la consistencia que más te guste.

5. Revuelva cualquiera de los jugos del bistec en reposo y sirva con las papas asadas, la col rizada, los aros de cebolla y la salsa de vino tinto.

Mole de frijol con papa al horno

(Porción: 1, Tiempo de cocción: 25 Minutos, Dificultad:

Normal)

ingredientes:

•1 / 4 taza (40g) de cebolla roja, finamente picada

•1 cucharadita de jengibre fresco finamente picado

•2 dientes de ajo finamente picados

•1 Chile tailandés, finamente picado

•1 cucharadita de aceite de oliva virgen extra

•1 cucharadita de cúrcuma molida

•1 cucharadita de comino molido pizca de clavo molido de

canela molida

•1 patata mediana para hornear

•7 / 8 tazas (190g) de tomates picados en conserva

•1 cucharadita de azúcar moreno

•1 / 3 taza (50g) de pimiento rojo, con núcleo, semillas

eliminadas y aproximadamente picadas

•5 / 8 tazas (150ml) de caldo de verduras

•1 cucharada de cacao en polvo

•1 cucharadita de semillas de sésamo

•2 cucharaditas de mantequilla de maní (suave si está

disponible, pero grueso está bien)

•7 / 8 tazas (150) frijoles en conserva

•2 cucharadas (5g) de perejil picado, picado

instrucciones:

1. Calentar el horno a 200oC (400 ° F). En una cacerola

mediana a fuego medio, freír la cebolla, el jengibre, el ajo y el

chile en el aceite durante unos 10 minutos hasta que estén

tiernos. Coloque el condimento, luego cocine a fuego lento

durante 1 a 2 minutos más.

2. Coloque la patata en el horno caliente en una bandeja de

hornear y hornee durante 45 a 60 minutos, hasta que el medio

esté suave (o más, dependiendo de lo crujiente que esté el

exterior tal vez).

3. Mientras tanto, agregue a la cacerola los tomates, canela, pimiento rojo, caldo, cacao en polvo, semillas de sésamo, mantequilla de maní y frijoles y cocine a fuego lento suavemente durante 45 a 60 minutos. Para terminar, espolvorear con el perejil.

5. Romper la patata por la mitad y servir encima con el mole.

Curry de col rizada de coliflor

(Porción: 4 Tiempo de cocción: 30 Minutos, Dificultad:

Normal)

ingredientes:

•200 g de trigo sarraceno

•2 cucharadas de cúrcuma molida

•1 cebolla roja picada

•3 dientes de ajo picados

•Trozo de jengibre fresco de 2,5 cm, picado

•1–2 chiles picados

•1 cucharada de aceite de coco 1 cucharada de polvo de curry

suave

•1 cucharada de comino molido

•2 × latas de 400 g de tomates picados

•Caldo de verduras de 300 ml

•200 g de col rizada, más o menos picada

•300 g de coliflor picada

•1 × lata de 400 g de frijoles de mantequilla, escurridos

•2 tomates, cortados en cuñas

•2 cucharadas de cilantro picado

instrucciones:

1. Según las instrucciones en la caja, cocine el trigo sarraceno y aplique 1 cucharada de cúrcuma al baño. Mientras tanto, fríe la cebolla, el ajo, el jengibre y los chiles a fuego medio durante 2-3 minutos en el aceite de coco.

2. Aplique los condimentos, como la cucharada restante de cúrcuma, y continúe cocinando durante 1-2 minutos a fuego bajo a medio.

3. Añadir los tomates en conserva y el caldo y llevar a ebullición durante 10 minutos, luego cocer a fuego lento.

4. Cocine durante 10 minutos y agregue el brócoli, la coliflor y los frijoles mantequilla.

5. Adjuntar el cilantro y las cuñas de tomate y cocer a fuego lento durante otro minuto. A continuación, alimente el trigo sarraceno con ellos.

Burritos de frijol

(Porción: 4 Tiempo de cocción: 45 minutos, Dificultad:

Normal)

ingredientes:

• 1 cucharada de aceite de oliva virgen extra

• 1 cebolla roja, en dados

• 3 dientes de ajo picados

• 1 cucharada de chile, picado

• 1 cucharada de pimentón

• 1 cucharada de comino molido

• 1 cucharadita de chile en polvo

• 1 cucharada de cilantro picado

• 2 tomates picados

• 3 × latas de 400 g de frijoles, escurridas

• Caldo de verduras de 500 ml

• 150 g de queso cheddar o vegano

• 8 envolturas de tortilla de grano entero

• 1 vaso de tomate passata de 500 g ×

•1 tarro de 200 g de × de pimientos jalepeños (opcional)

Para la ensalada:

•cohete de 125 g 1 pimentón,

•3 tomates en rodajas 1/2 cebolla roja pequeña en rodajas

•1 aguacate cortado en rodajas, pelado y cortado en rodajas

•1 cucharada de aceite de oliva virgen extra

•jugo 1/2 limón

instrucciones:

1. A fuego medio, calentar una cacerola grande. Aplicar el aceite de oliva y saltear durante 1-2 minutos con la cebolla, el ajo y el chile, hasta que esté un poco más suave. Añadir el cilantro y las especias y cocer a fuego lento durante otros 1-2 minutos. Se añaden tomates, habas y caldo. Llámelo a ebullición y cocine a fuego lento durante 20 minutos a fuego medio-alto. Quieres que se evapore más del aceite. Por lo tanto, esté atento a ellos y revuelva regularmente.

2. Quita la estufa y deja que se enfríe un poco. Tome alrededor de un tercio de la sartén con las habas de riñón y reserve. Ablandar la mezcla restante en un procesador de alimentos o mezclador, luego volver al plato, añadir los frijoles enteros y batir en. Debe ser un poco rígido en la mezcla. Permitir que se enfríe completamente haría que envolver los burritos fuera más suave.

3. Calentar 200 C/gas en el horno. 6° Encima de las envolturas, untar el queso; mantener un poco atrás para extenderse por la parte superior al final. Divida el relleno y enrolle cada uno en una lata de salchicha entre las envolturas. En la parte inferior de un recipiente a prueba de horno lo suficientemente ancho como para acomodar todos los burritos en una sola capa, extender una capa delgada de passata.

4. Colóelos en esta dirección y llovizna sobre ellos con la passata restante. Si se usa, espolvorear el queso restante y los jalapeños con él.

5. Cubrir el bol con papel de aluminio, luego hornear durante

20-25 minutos en el horno. Para dorar el queso, cortar el papel

de aluminio y hornear durante otros 5 minutos. Echa todos los

ingredientes de la ensalada y sirve con los burritos calentados.

Miso y tofu glaseado de sésamo con jengibre y chile salteados verdes

(Porción: 1, Tiempo de cocción: 25 Minutos, Dificultad:

Normal)

ingredientes:

•1 cucharada de mirin

•3 1 / 2 cucharaditas (20g) pasta de miso

•1 x bloque de 5 onzas (150 g) de tofu firme

•1 tallo (40g) de apio, recortado (aproximadamente 1 / 3 taza

cuando se corta en rodajas)

•1 / 4 taza (40g) de cebolla roja, en rodajas

•1 calabacín pequeño (120g) (aproximadamente 1 taza cuando

se corta en rodajas)

•1 chile tailandés 2 dientes de ajo

•1 cucharadita de jengibre fresco finamente picado

•3 / 4 taza (50g) de col rizada, picada

•2 cucharaditas de semillas de sésamo

•1 / 4 taza (35g) trigo sarraceno

•1 cucharadita de cúrcuma molida

•2 cucharaditas de aceite de oliva virgen extra

•1 cucharadita de tamari (o salsa de soja, si no estás evitando el gluten)

instrucciones:

1. Calentar el horno a 200oC (400oF). Uso de papel de pergamino para cubrir una pequeña sartén de asado. Mezcla mirin y miso.

2. Rompa el tofu longitudinalmente, luego corte diagonalmente cada rebanada por la mitad en triángulos. Con la pasta de miso, recubre el tofu y deje marinar mientras cocina los demás ingredientes. En un ángulo, dados el apio, cebolla roja, y calabacín.

3. Cortar el chile, el ajo y el jengibre finamente y dejar a un lado. En un vapor, cocine la col rizada durante 5 minutos. Retirarse y dejar de lado. En la sartén, ponga el tofu, esparza las semillas de sésamo sobre el tofu y ase durante 15 a 20 minutos en el horno, hasta que el tofu esté bien caramelizado. Lave el trigo sarraceno en un tamiz, luego colóquelo junto con la cúrcuma en una sartén de agua hirviendo.

4. Cocine de acuerdo con las instrucciones en la caja, luego enjuague. Calentar el aceite en una sartén; añadir el apio, la cebolla, el calabacín, el chile, el ajo y el jengibre cuando se calienten, y freír durante 1 a 2 minutos a fuego alto, luego reducir a fuego medio durante 3 a 4 minutos hasta que las verduras se cocinen pero aún crujientes. Si las verduras se adhieren al plato, deberá aplicar una cucharada de agua. Conecte el tamari y la col rizada y cocine a fuego lento durante un minuto adicional. Servir con los greens y el trigo sarraceno cuando el tofu esté listo.

Sirt súper ensalada

(Porción: 1, Tiempo de cocción: 25 Minutos, Dificultad:

Normal)

ingredientes:

•1 3 / 4 onzas (50g) de rúcula

•1 3 / 4 onzas (50g) hojas enditivas

•3 1 / 2 onzas (100g) rodajas de salmón ahumado

•1 / 2 taza (80g) de aguacate, pelado, apedreado y cortado en

rodajas

•1 / 2 taza (50g) de apio incluyendo hojas, cortadas en rodajas

•1 / 8 taza (20g) de cebolla roja, en rodajas

•1 / 8 tazas (15g) nueces, picadas

•1 cucharada de alcaparras

•1 fecha medjool grande, picada y picada

•1 cucharada de aceite de oliva virgen extra

•jugo de 1 / 4 limón

•1 / 4 taza (10g) de perejil, picado

instrucciones:

1. Coloque las hojas de ensalada en un plato o en un tazón grande.

2. Mezclar todos los ingredientes restantes juntos y servir encima de las hojas.

Variaciones:

•Reemplace el salmón ahumado con 1 1 / 3 taza (100g) de lentejas verdes enlatados o lentejas Le Puy cocidas para una ensalada super Sirt de lentejas.

•Reemplace el salmón ahumado con una pechuga de pollo frita en rodajas para una ensalada super de pollo Sirt.

•Según la preferencia, basta con sustituir el salmón ahumado por atún enlatado (en agua o aceite) por una ensalada super de atún Sirt.

Escalope de pavo con salvia, alcaparras y perejil y coliflor especiada "cuscús"

(Porción: Tiempo de cocción: 20 Minutos, Dificultad: Normal)

ingredientes:

•1 1 / 2 tazas (150g) de coliflor, aproximadamente picada

•2 dientes de ajo finamente picados

•1 / 4 taza (40g) de cebolla roja, finamente picada

•1 chile tailandés, finamente picado 1 cucharadita de jengibre fresco finamente picado 2 cucharadas de aceite de oliva virgen extra

•2 cucharaditas de cúrcuma molida

•1 / 2 taza (30g) de tomates secados al sol, finamente picados

•1 / 4 taza (10g) de perejil fresco, picado

•1 / 3 libras (150g) de pavo de cutlet o bistec (ver arriba)

•1 cucharadita de salvia seca

•jugo de 1 / 4 limón 1 cucharada de alcaparras

instrucciones:

1. Coloque la coliflor cruda en un procesador de alimentos para crear el "cuscús". Pulso para cortar finamente la coliflor en ráfagas de 2 segundos hasta que se asemeje al cuscús.

2. Alternativamente, solo debe usar un cuchillo para cortarlo finamente. Freír el ajo, la cebolla roja, el chile y el jengibre hasta que estén tiernos pero no se doren en 1 cucharadita del aceite. Conecte la coliflor y la cúrcuma y cocine a fuego lento durante 1 minuto.

3. Retiramos y añadimos los tomates secados al sol y la mitad del perejil del fuego. Use el aceite restante en una sartén a fuego medio durante 5 a 6 minutos, gire periódicamente y luego cubra el escalope de pavo en la salvia y un poco de aceite.

4. Aplique el jugo de limón, el perejil restante, las alcaparras y 1 cucharada de agua a la sartén cuando esté cocinado. Haría una salsa para que la coliflor sirviera.

Risotto de calabacín

(Raciones: 8 Tiempo de cocción: 18 minutos, Dificultad:

Normal)

ingredientes:

•2 tbsps. aceite de oliva 4 dientes de ajo, finamente picados

•1.5 lb. Arroz (Arborio) 6 tomates, picados

•2 tsps. picar romero

•6 calabacines, finamente cortados en dados

•1 1/4 c. guisantes, frescos o congelados

•12 c. caldo de verduras calientes 1 c. picado

•Sal y pimienta negra molida al gusto

instrucciones:

1. A fuego medio, coloque una sartén grande de fondo pesado.

Aplicar el aceite.

2. Añadir la cebolla y saltear hasta que sea transparente

cuando se caliente el aceite.

3. Cocine los tomates hasta que estén tiernos. Revuelva el arroz y el romero a continuación. Homogeneizar. La mitad del caldo se añade y se cocina hasta que se seque. Revuelva de vez en cuando.

4. Añadir el caldo restante y cocinar durante unos 3-4 minutos.

5. Colocar el calabacín y los guisantes y cocer a fuego lento hasta que el arroz esté tierno.

6. Al gusto, añadir sal y pimienta.

7. Revuelva la albahaca, luego deje de fumar durante 5 minutos para sentarse.

8. Servir caliente y disfrutar

Curry rojo tailandés

(Porciones: 4 Tiempo de cocción: 1 hora y 15 minutos,

Dificultad: Normal)

ingredientes:

•1 1/2 c. col rizada en rodajas finas empacadas

•Pizca de sal, más al gusto

•2 tbsps.

•Pasta de curry rojo tailandés

•1 cucharada de salsa de soja

•1 1/4 c. arroz integral de jazmín de grano largo

•1 cebolla blanca pequeña, picada

•1 cucharada de jengibre rallado

•1 pimiento rojo

•1 cucharada de aceite de coco o aceite de oliva

•1/2 c. agua

•1 1/2 tsps. azúcar de coco o azúcar turbinado

•2 dientes de ajo

•2 tsps. jugo de lima

•3 zanahorias, peladas y cortadas en rodajas

•1 pimiento 1 lata (14 onzas) leche de coco regular

instrucciones:

1. Traiga una olla grande de agua y llávela a ebullición para hacer arroz. Para evitar el exceso, inserte el arroz enjuagado y comience a hervir durante 30 minutos, reduciendo el calor cuando sea necesario. Escurrir el arroz, retirarlo del sol y volver a colocar el arroz en el tanque. Cubra y deje reposar el arroz durante 10 minutos o más hasta que esté listo para comer. Justo antes de comer, sazonar el arroz con sal y pelusa con un tenedor al gusto.

2. Enciénda una sartén grande sobre el fuego medio con los lados profundos para hacer el curry, luego agregue su aceite hasta que esté caliente. A continuación, añadimos la cebolla y una pizca de sal y cocinemos a fuego lento hasta que la cebolla se haya ablandado y se vuelva translúcida, removiendo continuamente durante unos 5 minutos. El ajo y el jengibre se introducen y se cocinan durante unos 25-30 segundos mientras se agitan continuamente hasta que se fragan.

3. Acople las zanahorias y sus pimientos, asados, ocasionalmente removiendo, de 3 a 5 minutos más, hasta que estos pimientos estén tiernos. Luego agregue su pasta de curry y cocine a fuego lento, removiendo constantemente, durante aproximadamente 2 minutos.

4. Para mezclar, añadir agua, col rizada, leche de coco y azúcar y batir. Llevar la mezcla a ebullición sobre una llama mediana. Para mantener un fuego lento moderado, reduzca la llama según sea necesario y cocine hasta que las zanahorias, los pimientos y la col rizada se hayan suavizado a su gusto, removiendo durante unos 5-10 minutos periódicamente.

5. Tome la olla del incendio y sazonar con tamari y vinagre de arroz. Al gusto, añadir sal (para el mejor sabor). Si se necesita un poco más de energía para su curry, agregue 1/2 cucharaditas más de tamari, o agregue 1/2 cucharadita más vinagre de arroz para obtener más acidez. Divide el curry y el arroz en boles y descuidá con cilantro en rodajas y un chorrito de escamas de pimiento rojo, si lo prefieres. Servir en el lateral si prefiere currys calientes, con salsa de ajo sriracha o chile.

6. Si quieres añadir tofu, primero hornébalo y añádele leche de coco. Consumiría demasiada grasa si agregas tofu crudo, por lo que hornearlo aumentará considerablemente el sabor, de todos modos.

Recetas de guarnición

63

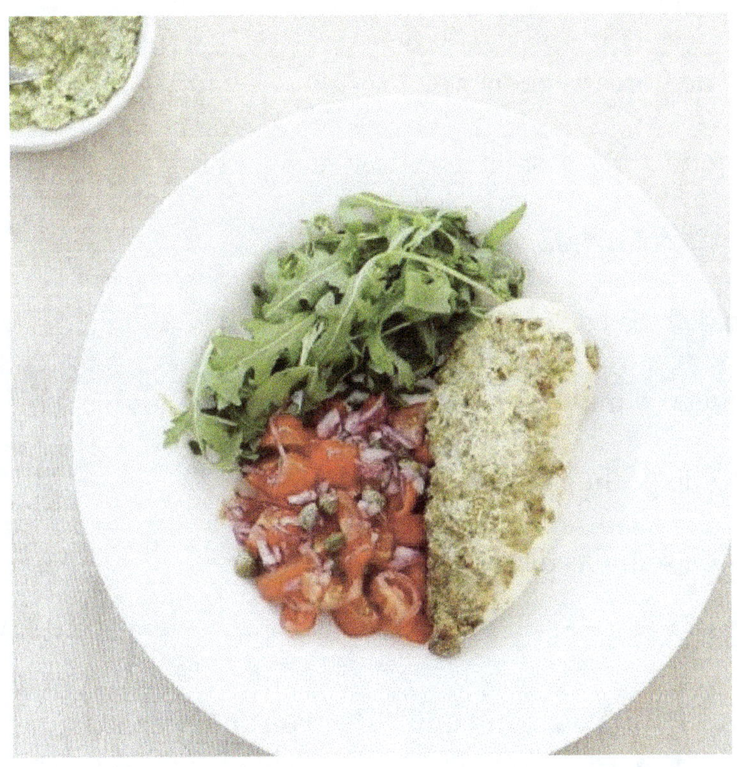

Ensalada de col rizada de pollo asado con aderezo de maní

(Porción: 2, Tiempo de cocción: 20 Minutos, Dificultad:

Normal)

ingredientes:

• 60 g de flores pequeñas de brócoli

• 150 g de arroz basmati cocido y refrigerado

• 60 g de col rizada picada

• 60 g de hojas de espinacas jóvenes, picadas

• Pequeño puñado (10 g) de perejil, más o menos picado

• 200 g de pechuga de pollo frita, cortada

• 10 g de semillas de sésamo

Para el apósito:

• 1 cucharadita de mantequilla de maní amontonada

• 10 g de crema de coco disuelta en 30 ml de agua hirviendo

• Jugo de 1/2 lima

• 1/2 cucharadita de azúcar moreno

• 1/2 cucharadita de aceite de sésamo

instrucciones:

1. Cocer al vapor el brócoli sobre una sartén de agua hirviendo durante 5 minutos o hasta que esté tierno.

2. Ponga el arroz en un tazón grande y use un tenedor para romper cualquier bulto. Añadir la col rizada, las espinacas, el brócoli y el perejil y remover suavemente. Agregue el coco disuelto a la mantequilla de maní de uno en uno. Revuelva cada vez para asegurar una consistencia uniforme.

3. Agregue el jugo de lima, el azúcar moreno y el aceite de sésamo. Dividir el aderezo por la mitad y verter una mitad sobre el arroz y las verduras y remover. Vierta el resto del aderezo sobre el pollo cocido y revuelva suavemente hasta que el pollo esté completamente recubierto. Saque el pollo vestido sobre las verduras y sirva con las semillas de sésamo espolvoreadas en la parte superior.

Endomos de romero

(Raciones: 2 Tiempo de cocción: 30 minutos, Dificultad: Fácil)

ingredientes:

•2 tbsps. aceite de oliva

•1 cucharadita de romero seco

•2 endomos en dos

•1/4 cucharadita de pimienta negra

•1/2 cucharadita de polvo de cúrcuma

instrucciones:

1. En una sartén, combinar las endonaciones con el aceite y los demás ingredientes, tire suavemente, introduzca en el horno y hornee a 400 0F durante 20 minutos. Dividir entre platos y servir.

Vieiras con Almendras y Setas

(Raciones: 4 Tiempo de cocción: 15 Minutos, Dificultad: Fácil)

ingredientes:

•Vieiras de 1 lb.

•2 tbsps. aceite de oliva

•4 cebolletas picadas

•1/2 c. setas, cortadas en rodajas

•2 tbsps. almendras picadas

•1 c. crema de coco

instrucciones:

1. Calentar una sartén con el aceite a fuego medio; añadir las

cebolletas y las setas y saltear durante 2 minutos.

2. Añadir las vieiras a fuego medio durante 8 minutos más,

dividir en boles y servir.

Fideos de trigo sarraceno con col rizada de pollo y aderezo de miso

(Porción: 2, Tiempo de cocción: 30 Minutos, Dificultad: Normal)

ingredientes:

Para los fideos:

•2-3 puñados de hojas de col rizada (retiradas del tallo y cortadas aproximadamente) 150 g / 5 oz de fideos de trigo sarraceno (100% trigo sarraceno, sin trigo)

•3-4 setas shiitake, cortadas en rodajas

•1 cucharadita de aceite de coco o ghee

•1 cebolla marrón, finamente cortada en dados

•1 pechuga de pollo medianamente cortada en rodajas o troceada

•1 chile rojo largo, finamente cortado en rodajas (semillas dentro o fuera dependiendo de lo caliente que te guste)

•2 dientes de ajo grandes, finamente cortados en dados

•2-3 cucharadas de salsa Tamari (salsa de soja sin gluten)

Para el miso dressing:

•11/2 cucharada de miso orgánico fresco

•1 cucharada de salsa Tamari

•1 cucharada de aceite de oliva virgen extra

•1 cucharada de limón o zumo de lima

•1 cucharadita de aceite de sésamo (opcional)

instrucciones:

1. Llevar una cacerola mediana de agua a hervir. Añadir la col rizada y cocinar durante 1 minuto, hasta que se marchite ligeramente. Retirar y apartar pero reservar el agua y llevarla de vuelta a ebullición. Añadir los fideos soba y cocinar de acuerdo con las instrucciones del paquete (por lo general unos 5 minutos). Enjuague con agua fría y reserve.

2. Mientras tanto, freír las setas shiitake en un poco de ghee o aceite de coco (alrededor de una cucharadita) durante 2-3 minutos, hasta que se doren ligeramente a cada lado. Espolvorear con sal marina y dejar a un lado.

3. En la misma sartén, calentar más aceite de coco o ghee a fuego medio-alto. Saltear la cebolla y el chile durante 2-3 minutos y luego añadir los trozos de pollo. Cocine 5 minutos a fuego medio, removiendo un par de veces, luego agregue el ajo, la salsa de tamari y un poco de agua. Cocine durante otros 2-3 minutos, removiendo con frecuencia hasta que el pollo se cocine.

4. Finalmente, agregue los fideos de col rizada y soba y la lad a través del pollo para calentarse.

5. Mezcle el aderezo de miso y llovizna sobre los fideos justo al final de la cocción, de esta manera mantendrá todos esos probióticos beneficiosos en el miso vivos y activos.

Gamba rey asiático Salteado con trigo sarraceno

(Porción: 4, Tiempo de cocción: 40 Minutos, Dificultad: Normal)

ingredientes:

• Langostinos rey crudos descascarados, deveined

• 2 cucharaditas de tamari (puedes usar salsa de soja si no estás evitando el gluten)

• 2 cucharaditas de aceite de oliva virgen extra

• 75g soba (fideos de trigo sarraceno)

• 1 diente de ajo, finamente picado

• 1 chile a vista de pájaro, finamente picado

• 1 cucharadita de jengibre fresco finamente picado

• 20g de cebolla roja, en rodajas

• 40 g de apio, recortado y cortado en rodajas

• 75g de judías verdes, 50g de col rizada picada, más o menos picadas

• 100ml caldo de pollo 5g lovage o hojas de apio

instrucciones:

Calentar una sartén a fuego alto, luego cocine los langostinos en 1 cucharadita del tamari y 1 cucharadita del aceite durante 2-3 minutos. Transferir los langostinos a un plato. Limpie la sartén con papel de cocina, ya que lo va a usar de nuevo.

Cocine los fideos en agua hirviendo durante 5-8 minutos o según las indicaciones en el paquete. Escurrir y apartar.

Mientras tanto, freír el ajo, el chile y el jengibre, la cebolla roja, el apio, los frijoles y la col rizada en el aceite restante a fuego medio-alto durante 2-3 minutos. Añadir el caldo y llevar a ebullición, luego cocer a fuego lento durante un minuto o dos, hasta que las verduras estén cocidas pero aún crujientes.

Añadir los langostinos, fideos y hojas de lovage / apio a la sartén, traer de vuelta a la ebullición y luego retirar del fuego y servir.

Ensalada de truchas ahumadas

(Porción: 2, Tiempo de cocción: 20 Minutos, Dificultad: Normal)

ingredientes:

- 200 g de patatas nuevas, a la mitad

- Cohete de 50 g

- 50 g de hojas de espinacas jóvenes

- Berros de 50 g

- 8 rábanos, cortados y descuartizado

- Gran puñado (20 g) de perejil, más o menos picado

- 100 g de uvas tintas sin semillas, reducidas a la mitad

- 130 g de trucha ahumada, en rodajas finas

Para el apósito:

- 1 cucharada de mayonesa

- 1 cucharada de yogur natural

- 1 cucharadita de aceite de oliva

- 2 cucharaditas alcaparras, picadas

- 2 pepinos de cóctel, finamente picados

instrucciones:

1. Cocer al vapor las patatas nuevas durante 15 a 20 minutos hasta que estén tiernas.

2. En un bol grande, mezclar el cohete, espinacas, berros, patatas nuevas, rábanos y perejil. Mezclar mayonesa, yogur, aceite de oliva, alcaparras, encurtidos y zumo de limón para hacer un aderezo. Revuelva la mitad del aderezo en los greens.

3. Coloque la lechuga y la patata en dos platos de porción. Distribuir las uvas y truchas ahumadas uniformemente en los platos.

Recetas rápidas y fáciles

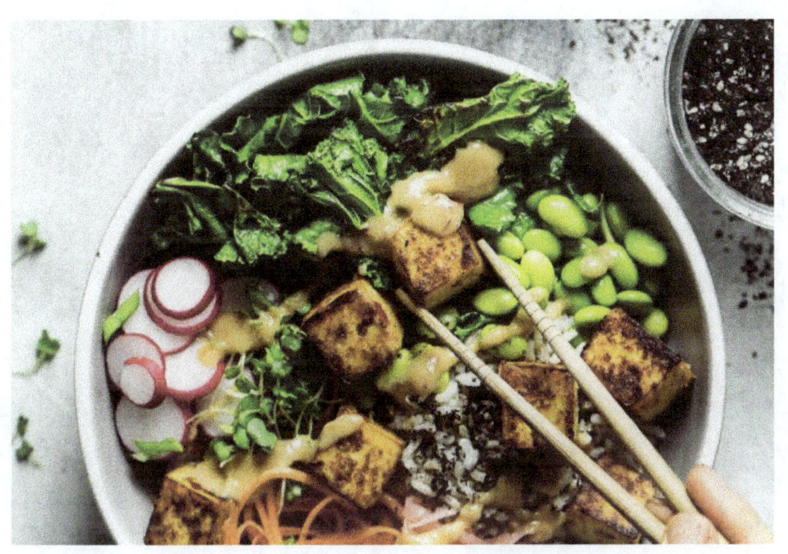

Cupcakes de chocolate con matcha Icing

(Porción: 10-12, Tiempo de cocción: 35 Minutos, Dificultad:

Normal)

ingredientes:

•150g de harina auto-criada

•200g de azúcar de rueda

•60g de cacao

•1/2 cucharadita de sal

•1/2 cucharadita de café fino espresso, descafeinado siempre

que le gusta

•120 ml de leche

•1/2 cucharadita de concentrado de vainilla

•50ml de aceite vegetal

•1 huevo

•120ml de agua burbujeante

Para la guinda:

•50g de margarina, a temperatura ambiente

•50g de azúcar glas

•1 cucharada de té verde matcha en polvo

•1/2 cucharadita de pasta de frijol vainilla

•50g de queso crema delicado

instrucciones:

1. Precaliente el horno al ventilador 180C/160C. Forrín una lata de magdalena con cajas de pastel de papel o silicona.

2. Coloque la harina, el azúcar, el cacao, la sal y el polvo de café en un recipiente enorme y mezcle completamente.

3. Agregue la leche, el concentrado de vainilla, el aceite vegetal y el huevo a los ingredientes secos y utilice una licuadora eléctrica para batir hasta que se una mucho. Vierta cautelosamente el agua burbujeante gradualmente y batir a baja velocidad hasta que se combine por completo. Utilice una alta velocidad para batir por un momento más para agregar aire a la masa. El rebozado es significativamente más líquido que una mezcla típica de pastel. ¡Ten confianza, tendrá un sabor asombroso!

4. Cuchara la masa uniformemente entre las cajas de la torta. Cada caja de pastel debe estar cerca de 3/4 lleno. Calentar en el horno durante 15-18 minutos, hasta que la mezcla se balancee de nuevo cuando se toca. Retirar del horno y dejar enfriar totalmente antes de glasear.

5. Para hacer la guinda, crema la margarina y el azúcar glas juntos hasta que esté pálido y suave. Incluir el polvo de matcha y vainilla y mezclar una vez más. Por fin incluir el queso crema y batir hasta que quede suave. Canal o repartido sobre los pasteles.

SIRT Alimentos Champiñón Scramble Huevos

(Porción: 4, Tiempo de cocción: 30 Minutos, Dificultad:

Normal)

ingredientes:

•2 huevos 1 cucharadita de cúrcuma molida

•1 cucharadita de polvo de curry suave

•20g de col rizada, generalmente hackeada

•1 cucharadita de aceite de oliva virgen adicional

•1/2 guiso de 10,000 pies, cortado delicadamente

•puñado de setas de captura, delicadamente cortadas

•Perejil de 5g, finamente hackeado

•*opcional* Añadir una mezcla de semillas como un topper y

un poco de salsa de gallo para el sabor

instrucciones:

1. Mezcle la cúrcuma y el polvo de curry e incluya un poco de

agua hasta que haya logrado una pasta ligera.

2. Cocer al vapor la col rizada durante 2-3 minutos.

3. Calentar el aceite en una sartén sobre un calor medio y freír el guiso y las setas durante 2-3 minutos hasta que hayan comenzado a dorar y suavizar.

Lanzas Tandoori

(Porción: 2, Tiempo de cocción: 15 Minutos, Dificultad:

Normal)

ingredientes:

•4 pinchos de madera empapados en agua durante 30

minutos

•400 g de tofu firme, cortado en cubos grandes

•3 cucharaditas de polvo de tandoori masala (mezcla seca de

especias tandoori)

•1 cucharadita de cúrcuma molida

•jugo de 1 sal de lima y pimienta negra recién molida

•1 cebolla roja, cortada en rodajas grandes

•1 pimiento, dessegado y cortado en trozos grandes

•100 g de yogur natural

•Gran cantidad (20 g) de perejil, aproximadamente picado

instrucciones:

1. Extender el tofu en un plato con papel de cocina. Cubrir con

papel de cocina y reservar.

2. Mezclar el tandoori masala, cúrcuma, jugo de lima y mucha sal y pimienta juntos.

3. Añadir las piezas de tofu, remover hasta que estén completamente recubiertas y dejar reposar durante 5 minutos.

4. Calentar la parrilla en alto. Cubra la bandeja de la parrilla con un pedazo de papel de aluminio (que aparece en los bordes para atrapar jugos). Prepare cuatro brochetas iguales enhebrando un pedazo de cebolla, tofu y pimiento. Usted debe conseguir dos juegos de cebolla, tofu, y pimiento en cada pincho.

5. Asegúrese de que los ingredientes no se exprimen demasiado. El resto del adobo con yogur y perejil fresco Mix Suavemente cepillar esto en todos los pinchos por todos los lados.

6. Colocar en la bandeja de parrilla preparada. Colocar debajo de la parrilla caliente durante unos 5 minutos hasta que un lado esté marrón, luego girar y cocinar durante otros 5 minutos, hasta que todo esté cocinado y las verduras estén suaves y ligeramente carbonizadas.

Aguacate relleno de pollo

(Porción: 6, Tiempo de cocción: 40 Minutos, Dificultad: Normal)

ingredientes:

•1/8 puerro

•Filete de pechuga de pollo de 100 g

•1 diente de ajo

•Curry en polvo, sal y pimienta de Cayena

•1 cucharada de aceite de oliva

•Un poco de jugo de limón

•Algunas cebolletas

•Algo de parmesano

•1 aguacate

•Un poco de yogur de soja

instrucciones:

1. Lavar, limpiar y cortar el puerro en anillos. Enjuague el pollo en agua fría y corte en trozos pequeños.

2. Pelar y picar finamente el ajo y mezclar con el pollo, curry, sal, y pimienta de Cayena.

3. Calentar el aceite en una sartén. Freír la mezcla de puerro y pollo a fuego medio durante 4-5 minutos. Quitar el calor, dejar enfriar, y sazonar al gusto.

4. Lavar las cebolletas, secar y cortar en rollos. Rallar el parmesano.

5. Mitad y núcleo del aguacate.

6. Poner un poco del yogur y el parmesano en cada mitad de aguacate. Untar la mezcla de pollo encima y espolvorear con cebolleta.

Sopa de col rizada Stilton

(Porción: 6, Tiempo de cocción: 30 Minutos, Dificultad: Fácil)

ingredientes:

•1 cucharada de aceite de oliva

•2 chalotas, peladas y cortadas en dados

•2 puerros, cortados y cortados en rodajas

•150 g de patatas blancas, peladas y cortadas en dados

•500 ml de caldo de verduras, fresco

•500 ml de agua hirviendo

•400 g de hojas de col rizada, tallos removidos y cortados

aproximadamente

•2 cucharadas (30 ml) de Jerez

•200 ml de leche desnatada

•2 cucharadas (30 ml) de crema doble (45% de grasa) 50 g

•Stilton, desmenuzado

•Gran puñado (20 g) de perejil, más o menos picado

•Sal y pimienta negra recién molida

instrucciones:

1. Calentar el aceite en una cacerola grande y freír suavemente los chalotes y puerros durante 10 minutos hasta que estén tiernos. Revuelva la patata, luego agregue el caldo y el agua hirviendo. Llevar a ebullición, luego reducir el calor y cocer a fuego lento suavemente durante 15 minutos.

2. Use un triturador de papas para triturar las papas en la sartén, o mézclelas en una licuadora si lo prefiere. Añadir la col rizada, dejar que se cuezte a fuego lento suavemente, y cocinar durante 4 minutos hasta que la col rizada esté tierna. Añadir el jerez, la leche, la nata y la mitad del stilton. Dejar cocer a fuego lento hasta que el stilton se haya disuelto. Sazonar generosamente con sal y pimienta. Dividir en cuatro cuencos y servir con perejil espolvoreado con Stilton.

Salsa Dip

(Porción: 4, Tiempo de cocción: 15 Minutos, Dificultad: Fácil)

ingredientes:

•1 cebolla pequeña

•1 ají

•1 diente de ajo

•1 cucharada de aceite de oliva

•200g de tomates gruesos

•Sal, pimienta, pimentón en polvo

•Un exprimido de jugo de limón

instrucciones:

1. Finamente corta la cebolla y el ajo. Core el ají y finamente dados.

2. Calentar el aceite de oliva en una sartén y saltear cebollas, ajos y chile en ella. Deglaze con tomates enlatados. Añadir las especias y el zumo de limón.

3. Llevar la masa a ebullición. Dejar cocer a fuego lento durante 5-6 minutos. Paso 4. dejar enfriar y servir

Ensalada de pollo de sésamo

(Porción: 2, Tiempo de cocción: 20 Minutos, Dificultad:

Normal)

ingredientes:

•1 cucharada de semillas de sésamo

•1 pepino, despojado, dividido longitudinalmente, dessegado

con cucharadita y cortado

•100g de col rizada infantil, generalmente hackeada

•60g pakchoi, finamente destruido

•1/2 cebolla roja, finamente cortada

•Enorme racimo (20g) perejil, hackeado

•150g de pollo cocido, destruido

Para el apósito:

•1 cucharada de aceite de oliva virgen adicional

•1 cucharadita de aceite de sésamo

•Zumo de 1 lima

•1 cucharadita de néctar claro 2 cucharaditas de salsa de soja

instrucciones:

1. Tostar las semillas de sésamo en una sartén seca durante 2 minutos hasta que estén delicadamente cocidas y fragantes. Mover a un plato para enfriar.

2. En un bolito, combine el aceite de oliva, el aceite de sésamo, el jugo de lima, el néctar y la salsa de soja para hacer el aderezo.

3. Coloque el pepino, la col rizada, el pakchoi, la cebolla roja y el perejil en un tazón enorme y combine tiernamente. Vierta sobre el aderezo y mezcle una vez más.

4. Distribuir la porción de ensalada entre dos platos y tapar con el pollo destruido. Espolvorear sobre las semillas de sésamo no mucho antes de servir.

Col rizada, tomate, primavera Oni o n y guisante Om e l e tt e

(Porción: 1, Tiempo de cocción: 15 Minutos, Dificultad:

Normal)

Ingredients:

•2 eggs whisked con una salpicadura de leche of

•2 large kale leaves lavado, stems removed, triturado

•1/2 cup frozen guisantes

•5 cherry tomatoes washed, halved

•4 cebollas de primavera ends removed, lavada, chopped

•1 TBSP balsamic vinegar

instrucciones:

1. Como se mencionó, prepare todos los ingredientes.

2. En una sartén de tamaño mediano que tenga tapa, coloque la col rizada. Aplique la col rizada a la sartén con un chorrito de agua y ponga la tapa firmemente. Cocine durante 2-3 minutos a fuego bajo-medio. Retire la tapa después de 2-3 minutos, luego continúe cocinando durante un minuto o hasta que todo el exceso de agua se haya evaporado.

3. Derrame lentamente el huevo batido uniformemente sobre la base de la sartén y gire la sartén para garantizar la misma cobertura. Espolvorear los guisantes congelados, las cebollas de primavera y salpicar los tomates sobre la tortilla a una distancia adecuada. Reemplace la tapa y cocine durante unos 4-5 minutos o hasta que el huevo se cocine a fuego bajo-medio.

4. Como esto asaría los huevos en la parte inferior, no se sienta tentado a encender el fuego. Servir la tortilla cuando aún esté suave, tan pronto como los huevos estén fritos. Cuando sea necesario, sazonar con sal y pimienta y añadir un chorrito de vinagre balsámico.

guacamole

(Porción: 5-6, Tiempo de cocción: 10 Minutos, Dificultad: Fácil)

ingredientes:

• Medio aguacate maduro

• 1 tomate

• 1 chorro de jugo de limón

• 1 diente de ajo

• 1 media cucharada de yogur de soja

• Sal y pimienta

instrucciones:

1. Reducir a la mitad el aguacate y retirar la piedra. Retiramos la pulpa con una cuchara y trituramos con un tenedor.

2. Finamente cortados los tomates y el ajo. Mezclar tanto con el zumo de limón como con el yogur de soja. Sazonar al gusto con sal y pimienta.

Kale Muffins

(Porción: 12, Tiempo de cocción: 30 Minutos, Dificultad:

Normal)

ingredientes:

•40 g de piñones

•200 g de harina 40 g de avena jumbo

•2 cucharaditas de bicarbonato de sodio

•1/2 cucharadita de bicarbonato de soda

•1 cucharadita de sal

•Pimienta negra recién molida

•60 g de queso cheddar fuerte, rallado

•100 g de hojas de col rizada, tallos removidos y finamente

picados

•2 huevos grandes

•250 g de yogur

•4 cucharadas de aceite de oliva

•100 g de tomates, más o menos picados

•20 g de aceitunas, deshuesadas y troceadas

aproximadamente

instrucciones:

1. Precaliente el horno a 200 ° C (180 ° C ventilador / gas 6) y

forr forme una sartén de muffin con 12 tazones de muffin.

Poner los piñones en una sartén seca y calentar en alto. Agite

la sartén suavemente cada 30 segundos hasta que los piñones

estén ligeramente tostados. Deja que se enfríe.

2. Mezcle bien la harina, la avena, el polvo de hornear, el

bicarbonato de soda, la sal, la pimienta, el cheddar, la col

rizada y los piñones en un tazón grande. En otro bol, batir los

huevos ligeramente con un tenedor. Agregue el yogur, el

aceite de oliva, los tomates y las aceitunas. Mezclar bien.

3. Vierta la mezcla de huevos sobre la harina y dóblela hasta que se mezcle toscamente. Saque la mezcla en la sartén de muffin y hornee durante 18 a 20 minutos hasta que un pincho en el muffin menos marrón salga limpio. Deje enfriar la lata durante 5 minutos, luego transfiera a un estante de enfriamiento para enfriar por completo. Lo mejor es comer dentro de los 2 días o congelar y descongelar según sea necesario.

Pizza de coliflor con salmón ahumado

(Porción: 2-4, Tiempo de cocción: 1 Hora 20 Minutos,

Dificultad: Normal)

ingredientes:

•150g de coliflor

•125g de queso rallado

•1 yema de huevo

•1 cucharadita de orégano

•50g de harina de almendras

•75g ricotta

•150g de salmón ahumado

•Langostinos de 125g

•2 cucharadas de piñones

•1 cucharada de rábano picante

•Pimienta salada

instrucciones:

1. Precalentar el horno a 180 grados. Cortar la coliflor en

floretes y cocinar en agua salada durante unos 10 minutos.

2. Triturar la coliflor con un puré de patatas. Agregue el queso rallado, la yema de huevo, las semillas de chía, el orégano y la harina de almendras, sazonar con sal y pimienta. Mezcla todo hasta que consigas una masa.

3. Despliegue la masa entre dos hojas de papel de pergamino con un rodillo. Retire el arco superior y coloque la masa en una hoja de hornear y hornear a 180 grados durante 15-20 minutos.

4. Extender la ricotta sobre la masa. En la parte superior, el salmón, los camarones y los piñones. Desgranado con rábano picante recién rallado.

Bebidas y bebidas

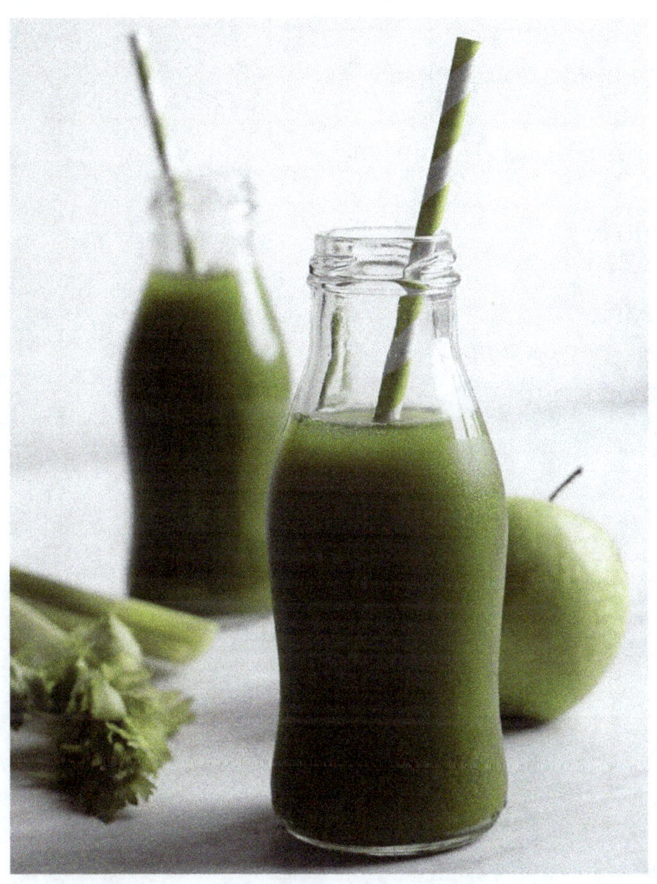

Batido verde go

(Porción: 1 Tiempo de cocción: 15 Minutos, Dificultad: Fácil)

ingredientes:

- 200 ml de zumo de naranja

- 1/4 de pepino con piel

- 1 gran propiedad de col rizada

- 1 premio canela

- 1 manzana

- 1 pieza de jengibre

- 1 pera

instrucciones:

1. Mezclar todos los ingredientes suavemente y servir.

Jugo clásico de Sirt

(Porción: 1 Tiempo de cocción: 15 Minutos, Dificultad: Fácil)

ingredientes:

•2 puñados (75 g) col rizada Puñado (30g) rúcula

•5 g de perejil 150 g de apio verde (2-3 tallos)

•1/2 manzana verde 1/2 limón - exprimido

•1/2 cucharadita de matcha en polvo (té verde)

instrucciones:

1. Ingredientes del jugo, debe haber hecho 250ml (1 taza) una vez suficiente para 1 jugo.

2. Añadir matcha en polvo, agitar o remover para combinar y beber.

Jugoso batido

(Porción: 1 Tiempo de cocción: 15 Minutos, Dificultad:

Normal)

ingredientes:

•150 ml de agua o agua de coco

•1 rodaja de limón con cáscara

•1 plátano

•1 espinaca clave grande

•1 zumo de manzana de 1 naranja

•1/4 de aguacate sin piedra

instrucciones:

1. Mezclar todos los ingredientes suavemente y servir.

Aperitivos &Postres Recetas

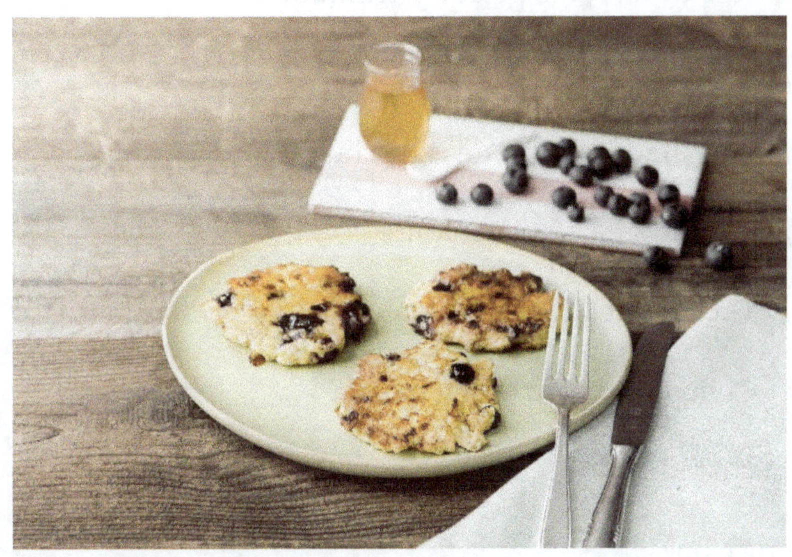

Tofu de chile frito

(Porción: 1, Tiempo de cocción: 20 minutos, Dificultad: Fácil)

ingredientes:

•150 g de tofu firme, cortado en cubos

•1 diente de ajo, jugo pelado y triturado de

•1/2 limón

•1/2 cucharadita de escamas de chile

•1/2 cucharadita de pimentón

•1/2 cucharadita de cúrcuma molida

•Sal y pimienta negra recién molida

•1 cucharadita de aceite

instrucciones:

1. Extender el tofu en un plato con papel de cocina. Cubrir con papel de cocina y reservar para secar. Ponga el ajo, el jugo de limón, las especias y una generosa mezcla de especias de sal y pimienta en un tazón ancho.

2. Mezcle todo junto antes de agregar el tofu y mezcle suavemente para que el tofu esté completamente cubierto.

3. Dejar reposar de 5 a 15 minutos. Calentar el aceite en una sartén a fuego medio-alto y esperar hasta que la sartén esté caliente antes de retirar el tofu del adobo y agregarlo a la sartén. Freír durante 3-4 minutos, revolviendo cada minuto, hasta que el tofu esté dorado por todas partes. Apague el fuego, agregue el adobo restante a la sartén y sirva.

Lovage Hielo Cream

(Servings: 1 Cook Time 20 minutes, Chilling Time 1 day,

Dificultad: Normal)

ingredientes:

•1 cups bunch lovage, leaves and tallos, más o menos picados,

aproximadamente 8 stems or 2 3 wide strips of lime zest

•2 2/3 cups leche entera

•1 1/2 cucharadas de almidón de maíz

•4 cucharadas de queso cream, softened

•1 1/2 tazas de crema heavy

•3/4 cup sugar

•1/4 cup glucose or maíz syrup

•1/4 teaspoon kosher salt

instrucciones:

1. Batir el queso crema en un tazón de mezcla grande hasta que esté cremoso. Sólo dejar de lado. Mezcle unas cucharaditas de leche con la maicena en un bol pequeño para crear una pequeña suspensión. En una cacerola grande a fuego medio-alto, mezcle la leche, la crema, el azúcar, la glucosa o el jarabe de maíz restantes, y la sal. Por favor, llávelo a ebullición y cocine durante 5 minutos más o menos. Retirar del fuego y batir en una suspensión de maicena.

2. Aplicar la pasión y la ralladura de cal. Volver a la estufa a fuego medio-alto y volver al fuego hirviendo, removiendo continuamente durante alrededor de 1 minuto, hasta que se espese suavemente. Retirar del fuego y verter el queso crema sobre la mezcla y batir hasta que se mezcle bien.

3. Cubrir y refrigerar durante la noche, hasta que se enfríe a fondo, dejando que el lovage comience a empinarse. En un fabricante de helados, pase por un colador de malla fina y procese. Empacarlo en un recipiente de almacenamiento y congelar hasta que el hormigón durante varias horas.

No-Bake Triple Berry Mini Tartas

(Porción: 6, Tiempo de cocción: 20 minutos, Dificultad: Fácil)

ingredientes:

• Bayas mezcladas congeladas, descongeladas – 1 taza

• Miel - .5 taza

• Manteca de cacao, derretida – 5 cucharadas

• Crema de coco - .33 taza

• Nueces, crudas – 2 tazas

• Fechas – 1 taza

instrucciones:

1. En un procesador de alimentos combina las nueces con los dátiles hasta que forme una mezcla desmenuzada que pueda mantenerse unida cuando la pulses. Raspe por los lados según sea necesario.

2. Preparar una mini lata de muffin para la corteza, para hacer las mini tartas. Rocíe la sartén con spray antiadherente para cocinar.

3. Presione la corteza preparada en la mini lata de muffin, formando mini tartas con corteza presionada tanto en la parte inferior como en los lados de las tazas de muffin.

4. En una licuadora, mezclar las bayas y otros ingredientes restantes hasta que estén completamente suaves. Divida la mezcla de bayas entre las costras.

5. Coloque la lata de muffin llena en la nevera y deje que se enfríe durante seis horas, o hasta que esté listo.

6. Use un cuchillo de cocina para correr alrededor de los bordes de cada tarta para liberarlos de la sartén. Usa un tenedor y saca cada tarta de la sartén. Servir o guardar en un recipiente en la nevera o congelador.

Crema de cereza

(Raciones: 4 Tiempo de cocción: 2 horas, Dificultad: Normal)

ingredientes:

• 2 c. cerezas, picadas y picadas

• 1 c. leche de almendras

• 1/2 c. crema batidora

• 3 huevos batidos

• 1/3 c. stevia

• 1 cucharadita de zumo de limón

• 1/2 cucharadita de extracto de vainilla

instrucciones:

1. En tu procesador de alimentos, combina las cerezas con la leche y el resto de ingredientes, pulsa bien, divide en tazas y guárdalas en la nevera durante 2 horas antes de servir.

Buckwheat Chocolate Pudín

(Porciones: 2 Tiempo de cocción 15 minutos, Dificultad:

Normal)

ingredientes:

•Buckwheat pudding

•70 g buckwheat previously soaked in water for a couple of

hours

•200 ml de leche de arroz 50 g dates previously empapado en

agua for

•1 hour 50 g de crema de coco el espesado cream de un can of

full-fat leche de coco

•100 g de plátano ripe

•20 g de cacao crudo powder

•130 ml de leche rice

•1 cucharada agave for extra sweetness

Coberturas:

•Coconut whipped crema blueberries

instrucciones:

1.Enjuáguelo bien hasta que el trigo sarraceno haya sido empapado, luego déjelo gotear a fondo. Por favor, póngalo en una cacerola pequeña con 200 ml de leche de almendras o una cacerola mediana.

2.Just llegar a ebullición. Deje caer el calor a una etapa baja, cubra y cocine durante aprox. Quince minutos.

2. Retirarse del sol. Escurrirlo si queda algún líquido y dejarlo enfriar por completo. Escurrir las fechas y dejarlas caer en la batidora. Se añaden todos los demás ingredientes: trigo sarraceno cocido, leche de coco, plátano, cacao en polvo, aprox. 130 ml de leche con arroz. Mezclar hasta que quede suave y cremoso. Añadir un poco más de leche de almendras si la mezcla es demasiado espesa antes de conseguir la consistencia perfecta.

3. Si es necesario, cambie el dulzor agregando 1 cucharada de jarabe de agave. Servir con crema batida de coco y arándanos en tarros y cubrirlo.

Ciruelas asadas con miel con Ricotta

(Porción: 4, Tiempo de cocción: 20 minutos, Dificultad: Fácil)

ingredientes:

•Ciruelas, a la mitad y picadas – 4

•Mantequilla, derretida – 1 cucharada

•Miel – .25 taza

•Ricotta, parcialmente descremada, idealmente fresca – 1 taza

instrucciones:

1. Comience por poner su horno a Fahrenheit cuatrocientos grados y preparar un plato de hornear o sartén que se puede ajustar a las ocho mitades de ciruela. Añadir la mantequilla derretida en el plato.

2. Coloque sus mitades de ciruela en el plato preparado, con el lado cortado mirando hacia arriba. Rociar la miel sobre las ciruelas y hornear hasta que las ciruelas estén suaves y soltar los jugos, unos quince minutos.

3. Si desea carbonizar ligeramente las ciruelas, puede encender el pollo de engorde para el último minuto de horneado.

4. Divida las ciruelas asadas entre los platos de servicio y rebasquelas con la ricotta. Servir mientras aún está caliente.

Pudín de sirt date con salsa de toffee

(Porción: 2-6 Tiempo de cocción: 30 Minutos, Dificultad:

Normal)

ingredientes:

•250 g de fechas medjool picadas

•2 cucharaditas de bicarbonato soda

•200 g de nueces molidas

•50 g de harina de trigo sarraceno, tamizado

•100 g de mantequilla sin sal o aceite de coco más un poco

más para engrasar

Para la salsa de toffee:

•200 ml de crema de coco

•100 g picados Medjool data de 150 ml de agua

•75 g de mantequilla sin sal o aceite de coco

instrucciones:

1. Precalentar el horno a 170oC / 31/2 carbón. Engrasar ligeramente con una bandeja de hornear cuadrada de 20 cm. Vierta 200 ml de agua hirviendo sobre las fechas de pudín y déjelas remojar durante 5-10 minutos. Coloque los dátiles y su líquido de remojo en un procesador de alimentos después de remojar, y mezcle 7-8 veces o hasta que tenga una pasta gruesa.

2. Aplicar el bicarbonato de sodio y mezclar de nuevo. Aplique las nueces, la harina y la mantequilla en la superficie. Parpadee hasta que haya una pasta dulce y suave para usted. En la sartén preparada, saque la mezcla, aplane la tapa y luego tírala al horno y hornea durante 30 minutos. (Puede salir limpio si se asombra el medio con un pincho de madera.) Cuando el pastel esté horneando, haga la salsa.

3. En una cacerola pequeña, colocar todos los ingredientes y llevarlos a ebullición. Retiramos del fuego y reservamos para enfriar un poco durante 5-10 minutos, luego añadimos una salsa suave. Puede que deba aplicar un poco de agua si es demasiado espesa, dependiendo del tipo de crema de coco que esté usando. Devolver la salsa a la cacerola y servir sobre el pudín caliente hasta que el pudín esté listo.

Tapenade de oliva

(Porción: 4, Tiempo de cocción: 20 minutos, Dificultad: Fácil)

ingredientes:

•1 diente de ajo, cáscara pelada y triturada

•Jugo de 1/2 limón

•Alcaparras de 1 cucharada

•Escurrir 3 filetes de anchoa, picarlos

•Escurrir 200 g de aceitunas verdes o negras deshuesadas y picar aproximadamente

•2 cucharadas de aceite de oliva virgen extra

instrucciones:

1. Poner el ajo, la cáscara de limón y el jugo, las alcaparras y las anchoas en un procesador de alimentos y remover hasta que estén suaves.

2. Añadir las aceitunas y mezclar de nuevo. No sobremezcle

ya que algunos trozos de aceituna asegurarán una buena

consistencia. Saque la pasta y revuelva el aceite de oliva. La

tapenade permanece en el refrigerador durante unos días.

Libro De Cocina De La Dieta Sirtfood Para Principiantes

Una Guía De La Dieta Sirtfood Para Principiantes Para Quemar Grasa Activando Su "Gen Flaco" Y Garantizar Su Pérdida De Peso

Olivia Tremblay - Amelia Saez